TRAITÉ

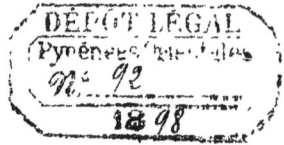

DES

EAUX MINÉRALES

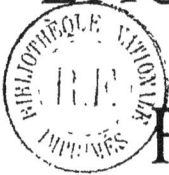

DU

ROUSSILLON

Par Monſieur CARRERE, Profeſſeur en Médecine dans l'Univerſité de Perpignan, & Médecin de l'Hôpital Roial & Militaire de la même Ville.

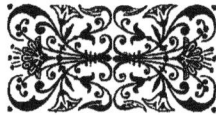

. 1756

A PERPIGNAN,

Chès Jean-Baptiste Reynier,
Imprimeur du Roi, du Clergé & de la Ville.

Avec Approbation & Privilège du Roi.

Réimpression textuelle par l'Indépendant des Pyrénées-Orientales, Perpignan
1898

TRAITÉ

DES

EAUX MINÉRALES

DU

ROUSSILLON

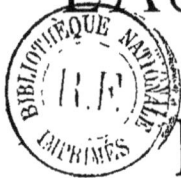

*Par Monsieur CARRERE,
Professeur en Médecine dans
l'Université de Perpignan, &
Médecin de l'Hôpital Roial &
Militaire de la même Ville.*

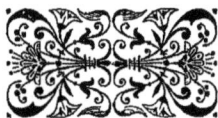

1756

A PERPIGNAN,

Chès Jean-Baptiste Reynier,
Imprimeur du Roi, du Clergé & de la Ville.

Avec Approbation & Privilège du Roi.

Réimpression textuelle bar l'Indépendant des Pyrénées-Orientales, Perpignan
1898

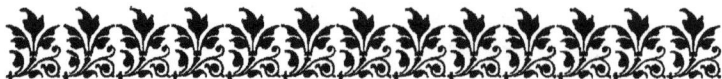

A MONSEIGNEUR

LE MARÉCHAL

DUC DE NOAILLES

PAIR DE FRANCE

Miniftre d'Etat, Chevalier des Ordres du Roi & de celui de la Toison d'Or, Capitaine de la premiere Compagnie des Gardes du Corps de Sa Majefté, Gouverneur & Capitaine général des Comtés & Viguéries de Rouffillon, Conflent & Cerdagne, Gouverneur des Ville & Citadelle de Perpignan.

MONSEIGNEUR,

L'Ouvrage que j'ai l'honneur de préfenter à votre Excellence n'a pour objet, que le bien public. Pourroit-il donc paroître fous des aufpices plus favorables, que fous un nom qui lui a été confacré dans tous les tems? Les places les plus éminentes, dont vous étes revétu, ne vous empêchent pas de vous occuper du foin d'augmenter, & de faire connoitre les reffources d'une Province qui a le bonheur de vivre fous votre gouvernement. Vous n'employés que pour elle la confiance qu'a pour vous un Monarque auffi diftingué par l'amour de fes Peuples, que par fon difcernement. Cet honneur n'eft pas moins dû à vos fervices, qu'à vos talens, qui font bien au-deffus des Titres & des Dignités. Votre affection pour les Habitans du Rouffillon embraffe tous les objets qui peuvent leur procurer des nouveaux avantages. C'eft le feul défir de vous plaire, MONSEIGNEUR, qui m'a foûtenu dans les récherches penibles & exactes que j'ai faites pour leur confervation. Cet ouvrage eft encore bien eloigné du dégré de perfection qui pourroit lui mériter votre suffrage; mais il fera toujours glorieux pour moi d'avoir taché de donner à mes compatriotes des preuves des mêmes sentimens qui

EPITRE

vous font regarder comme le Citoyen du Royaume qui aime le plus la gloire du Souverain & celle de la nation.

Je suis avec le plus profond respect,

MONSEIGNEUR,

DE VOTRE EXCELLENCE,

Le très-humble & très-obéissant Serviteur,

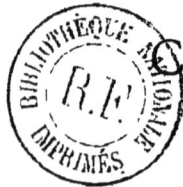

CARRERE.

*Quemadmodùm aquæ guſtu differunt &
pondere, ac ſtatione; ſic quoquè virtute aliæ
aliis præſtant.*

Hip. Lib. de aër. aq. & loc.

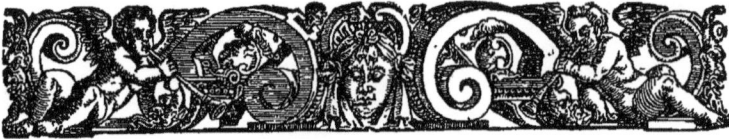

TRAITÉ

DES

EAUX MINÉRALES

DU ROUSSILLON.

O N trouveroit fouvent chès foi des avantages qu'on va chercher au loin, fi on fe donnoit la peine & les foins néceffaires pour fe les procurer. Souvent même l'homme ne reçoit pas toute l'utilité qu'il auroit lieu d'efperer des fecours qu'il employe pour fes befoins, parçe qu'il n'en connoit ni la nature, ni les effets, & que conféquemment il ne peut en faire une jufte application.

Ces deux vérités fi généralement réconnues ne fçauroient être mieux appliquées qu'aux Eaux minérales dont la nature a enrichi la partie des Pyrénées qui appartient à la Province du Rouffillon. Les Habitans de cette Province auroient de tout tems trouvé dans fon fein des reffources que la nature y a ménagé pour

le rétabliſſement de leur ſanté & qu'ils ont été
chercher ailleurs, ſi quelqu'un de ceux qui
par état ont été chargés de leur conſervation ſe
fût attaché à la récherche & à la connoiſſance
des Eaux minérales qui abondent en Rouſſillon, & ſi par ce moyen on eût été con-
vaincu que cette Province peut preſque ſuffire
aux beſoins de ſes Habitans à cet égard, &
fournir à ſes voiſins des ſecours qui leur man-
quent. Mais ont-elles jamais été bien connues
ces Eaux minérales ? N'en eſt-il pas, qui ne
l'ont jamais été que par le nom du lieu où elles
ſe trouvent, & à la plûpart deſquelles on n'a
jamais attribué aucune vertu propre à remédier
aux dérangemens de l'économie animale ? Il
en eſt à la vérité dont l'uſage eſt très ancien,
& remonte même au-delà de dix Siécles. Mais
en a-t'on connu la véritable nature & les propriétés ? Toute la connoiſſance qu'on paroit en
avoir eu ſe borne à leurs effets les plus ſenſibles. Le bien public exige cependant quelque choſe de plus de ceux qui en ſont comme
les dépoſitaires. Auſſi eſt-il l'unique objet des
récherches que je me ſuis propoſé de faire ſur
la nature, les propriétés, les vertus, & l'uſage
des unes & des autres.

J'ai ſenti tout le poids de l'entrepriſe avant
de la commencer. Je ſçai combien il eſt diffi-
cile de ſe conduire avec toute la juſteſſe néceſ-
aire dans l'analiſe des Eaux minérales qu'on

régarde avec raifon comme une des parties les plus difficiles de la Chimie, & de bien déterminer la proportion & la combinaifon des matieres qu'elles renferment. Le peu de foin qu'ont eu nos anciens de nous tranfmettre des obfervations propres à conftater la nature, les propriétés, & les vertus de celles dont ils fe fervoient, & à en affurer l'ufage & les effets n'augmente pas peu la difficulté de l'entreprife, & en rend le fuccès plus douteux. Tout concourt à me faire fentir combien il eft aifé de s'égarer dans une route d'autant plus épineufe, qu'elle n'a pas encore été frayée.

Ces confidérations, plus que fuffifantes pour me faire perdre mon deffein de vûe, n'ont pû l'emporter fur le zele que le bien public m'infpire. J'ai cru que fans attendre un fuccès, que les lumieres de la Chimie rendroient plus heureux, je pourrois à l'exemple de bien d'autres à qui nous devons la connoiffance d'un grand nombre d'Eaux minérales, parvenir à connoitre la nature & les propriétés de celles qui font en Rouffillon au moyen de l'évaporation, de la précipitation, en examinant les impréffions qu'elles font fur nos fens, les effets fenfibles qu'elles produifent, les avantages qu'elles procurent, & les phénomenes qu'elles offrent par le mêlange de différentes fubftances, & enfin en les comparant à plufieurs Eaux connues. Si je ne fais aucun ufage des changemens

(*)

qu'elles peuvent caufer au fang tiré des veines,
à l'urine, aux concretions gravéleufes, à la
lymphe, au pus, à la finovie, aux autres fluides, & aux différentes fubftances animales
feparées du corps humain, foit faines, soit mor-
bifiques; c'eft parce qu'ils m'ont paru infuffi-
fans pour établir leur nature, & pour déterminer les effets qu'elles peuvent produire fur
ces mêmes liqueurs & fur ces mêmes fubftances, faifant partie du corps humain, après
qu'elles ont pénétré dans les routes de la circulation. Car non feulement il s'en faut de
beaucoup que la fimple addition d'une Eau minérale aux liqueurs extraites du corps humain,
& aux fubftances animales puiffe les affecter de
la même maniere que le fera la même Eau
introduite dans les voyes de la circulation,
& dont l'action feroit fécondée par le mouvement & l'ofcillation des vaiffeaux qu'elle par-
court; mais encore il fuffit de connoitre combien oppofés font les effets que produifent
certaines liqueurs mélées avec le fang tiré des
vaiffeaux, à ceux qu'opèrent les mêmes liqueurs qui pénétrent dans fa maffe par les
mêmes voyes, pour ne pas régarder les effets
que produifent les Eaux minérales fur les fluides tirés du corps, comme un indice incertain
de ceux qu'elles peuvent produire lorfqu'elles
ont pénétré dans fes vaiffeaux. Si malgré
toute l'attention que j'ai donné à remplir mon

objet, je fuis encore éloigné de la fin que je me fuis proposée, au moins ai-je lieu de me croire plus avancé qu'on ne l'a encore été sur la connoiffance du fujet que je vai traiter, foit par les récherches longues & afsès penibles auxquelles je me fuis livré, foit par l'avantage que j'ai eu d'examiner les principales Eaux minérales du Rouffillon avec Meffieurs Venel, & Bayen Prépofez par le Roi à l'analyfe de toutes celles du Royaume, auxquels je me joignis dans la plus grande partie des courfes qu'ils firent en Rouffillon pendant l'Eté de 1754.

Quelle que puiffe cependant être l'infuffifance de mes récherches, elle ne m'empêchera pas d'afpirer à la reconnoiffance de ma Patrie, fur tout fi elle peut exciter le zele de quelqu'autre qui les pouffe plus loin, & qui par des efforts plus heureux en affure mieux le fuccès. Je lui facrifierai les miennes avec d'autant moins de peine, que n'ayant que le bien public pour objet, tout ce qui peut le remplir doit m'être précieux.

Comme je ne connois dans les Eaux minérales du Rouffillon d'autres minéraux, d'où derivent leurs vertus, que le foufre, le fer, & un fel alcali-foffile de la nature du *Natrum*, & que ces différens minéraux peuvent bien fervir à en faire le caractère diftinctif, je ne fuivrai pas dautre divifion dans le detail que je vai commencer.

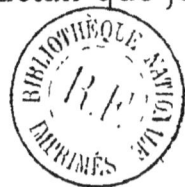

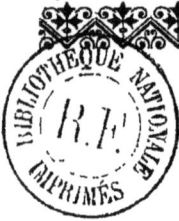

SECONDE CLASSE

Des Eaux natreuſes.

JE ne connois en Rouſſillon qu'une ſeule Eau minérale, qui puiſſe être rapportée à cette claſſe. C'eſt celle qu'on connoit communement ſous le nom des Eaux de Saint Martin de Fénouilla, & qu'on trouve à une certaine diſtance du Boulou dans le fonds d'un ravin qui n'eſt pas fòrt éloigné du grand. chemin d'Eſpagne. Il importe d'autant plus de s'attacher à la connoitre, que quoiqu'elle ſoit en uſage depuis aſſès long tems, on n'en a jamais connu la véritable nature & les propriétés, & qu'on n'a eu juſques-ici d'autre guide dans l'uſage qu'on en a fait, que les effets ſenſibles qu'elle produit.

De l'Eau de Saint Martin de Fénouilla.

Cette Eau a un goût piquant. Le mêlange de l'Eſprit de vitriol, du ſuc de limon, & du vinaigre diſtillé y excite une éfferveſcence très ſenſible. La ſolution d'argent faite dans l'Eſprit de nitre produit le même effet, fait blanchir l'Eau, & donne lieu à un précipité blanc. L'huile de vitriol y excite une éfferveſcence beaucoup plus conſidérable & plus longue, fait prendre à l'Eau une cou-

leur jaune-orangée, & y occafionne un précipité terreux, salin, & abondant de la même
couleur. La folution du fel de tartre n'excite aucune éffervefcence; mais elle lui communique une couleur laiteufe, & produit un
précipité blanc. La teinture de tournefol ne
fait aucun changement. La poudre, & la teinture de noix de galle, & de Balauftres ne donnent à cette Eau aucune couleur noire, purpurine, ou violéte. Elle agit principalement
par les urines, & fait rarement pouffer quelques felles. Les bouteilles dans lefquelles on
la tranfporte fe caffent quelquefois en route.
On les a auffi vû caffer par l'agitation qu'on
communique à l'Eau minérale, quand on s'en
fert pour les laver avant de les remplir. On
entend un fiflement fenfible, & on voit l'Eau
fortir avec impétuofité, & quelquefois avec
fiflement, fi on agite bien une bouteille dont
le col foit un peu long & l'orifice étroit,
par exemple une fiole à médecine, & qui foit
à moitié remplie de cette Eau minérale, &
prefque totalement bouchée avec le doigt.

Soixante-une livre de cette Eau ont donné
par l'évaporation faite à un feu lent quatre
onces deux gros & demi d'une terre blanche,
& d'un goût fòrt falé; d'où il résulte que
chaque livre de cette Eau en charrie environ
trente-trois grains. Ayant enfuite fait diffoudre cette réfidence dans l'eau commune, ayant

filtré & fait évaporer la diſſolution, la matière
ſaline reſtée après l'évaporation ayant encore été
diſſoute & filtrée, j'ai tiré deux onces vingt-cinq
grains de ſel ſéparé de la terre ; enſorte que
chaque livre de cette Eau eſt chargée d'environ
ſeize grains de ſel, & d'autant de terre.

Le mêlange du réſidu terreux ſalin que l'é-
vaporation a laiſſé, & du ſel qui en a été
ſéparé avec différentes ſubſtances a donné les
phénomènes ſuivans.

Ni l'un, ni l'autre n'ont crépité, ni ſauté
au feu ſur lequel ils ont été jettés. Le mêlange de l'Eſprit de vitriol, & de la ſolution
d'argent faite dans l'Eſprit de nitre y a excité
une éfferveſcence ſenſible, qui eſt encore bien
plus conſidérable & d'une plus longue durée
lorſqu'on les méle avec l'huile de vitriol, qui
leur fait encore prendre une couleur jaune-
orangée. La ſolution de mercure ſublimé
prend, & leur communique cette même couleur. L'huile de tartre blanchit ſans exciter
aucune éfferveſcence.

La ſolution ſòit du réſidu, ſòit du ſel, faite
dans l'Eau diſtillée, & mélée avec l'eſprit de
vitriol, ou avec la ſolution d'argent faite dans
l'eſprit de Nitre fait une éfferveſcence conſidérable. L'huile de vitriol l'excite encore plus
forte & plus longue, lui communique une
couleur jaune-orangée, & fait un précipité
de la même couleur. La ſolution du mercure

fublimé ne fait que précipiter en jaune; &
l'huile de tartre fait un précipité blanc. La
teinture de balauftres, de tournefol, & de noix
de galle ne fait aucun changement.

Les phénomènes qui réfultent de ces expériences, & de la combinaifon de ces differen-
tes fubftances conduifent à établir la véritable
nature de ces Eaux, & à détruire les préju-
gés répandus fur cette matière.

Tout concourt à juftifier que ces Eaux font
fòrt aérées, & qu'elles font chargées d'une
terre calcaire, & d'un fel alcali foffile de la
nature du natrum des anciens, tel que celui
qui fuivant Mrs Geoffroy & Duclos fe trouve
dans les Eaux chaudes de Bourbon l'Archam-
baut en Bourgogne, dans celles de Vichi dans
le Bourbonnois, du Mont-d'or en Auvergne
(a); que M. Duclos dit fe trouver dans celles de Camarés, d'Andabre, & dans un grand
nombre d'autres (b); qui eft afsès commun
dans le fein de la terre; que certains Auteurs
régardent comme un nitre calciné par la cha-
leur de la terre & changé en un fel alcali
fixe; qui fuivant d'autres eft produit dans fes
éntrailles par le mêlange d'un acide minéral
avec une terre calcaire, ou autre terre alcaline.
Ces Eaux paroiffent enfin avoir beaucoup d'a-

_____

(a) Geoffr. mat. med. T. 1. p. 96. Duclos Obf. fur
les Eaux min. p. 82, 88, 91.

(b) Duclos, ibid. page 23.

nalogie avec celle des Selters, s'il eſt vrai que ces dernières ſoient telles que Fred. Hoffman les préſente.

La facilité avec laquelle caſſent les bouteilles qu'on lave avec cette Eau minérale à la ſource, ou lorſqu'on les tranſporte pendant les chaleurs de l'été remplies de cette Eau & bien bouchées; le ſiflement ſenſible qui ſe fait entendre quand on agite bien une bouteille remplie de la même Eau, qui a le col court, & dont l'orifice étroit eſt preſque totalement bouché avec le doigt, & l'impétuoſité avec laquelle l'air en ſort; la ſaveur vive & piquante de cette Eau; la vapeur ſubtile & pénétrante qu'elle exhale & qui vient frapper l'odorat, & la grande quantité de bulles qu'elle laiſſe échapper lorſqu'on la verſe d'un vaiſſeau dans un autre juſtifient l'abondance d'un principe extrémement ſubtil d'une nature éthérée.

La nature, & l'abondance de l'alcali natreux ſont juſtifiées non ſeulement par l'efferveſcence conſidérable que les acides, & ſur-tout l'huile de vitriol, y excitent; mais encore par la couleur jaune orangée qu'acquiert promptement la ſolution du mercure ſublimé, & par le précipité prompt & abondant de la même couleur qu'elle fait quand on la mêle avec le réſidu que laiſſe l'évaporation, ou avec le ſel qu'on en tire, ou avec leur ſolution faite dans l'eau diſtillée.

Il réfulte des expériences faites par Hoffman
fur les Eaux de Selters, que les acides y excitent une éffervefcence fenfible, que mélées
avec la folution du fel de tartre ou avec fon
huile elles blanchiffent, & ne font aucune éffervefcence; qu'elles n'acquièrent aucune couleur
blüe, ou purpurine, noire, ou violéte par le mélange de la poudre de noix de galle, & que
la folution du mercure fublimé mélée avec la
folution du fel qui refte après leur évaporation
fait un précipité d'une couleur jaune orangée
(a). La combinaifon des mêmes fubftances a
produit les mêmes phénomènes dans les Eaux
de Saint Martin. L'analogie qui a été ci-def-
fus établie entre ces Eaux & celles de Selters
eft elle donc fans fondement?

Il s'en faut de beaucoup qu'on aie jamais
envifagé ces Eaux dans le point de vûe dans
lequel elles viénnent d'être préfentées. On les
a quelquefois données dans le public, comme
chargées d'alun; & on a foutenu cette idée
par l'analife qu'on a dit en avoir été faite par
un Médecin très éclairé. D'autres les ont ré-
gardées comme férrugineufes. Il y en a qui
ont cru que le fel commun dominoit dans ces
Eaux. Aucune de ces idées ne s'accorde avec
la vérité, & avec les phénomènes qu'elles offrent par l'addition de différentes fubftances.

(a) HOFFMANN fcrut. phif. med. de princip. & virt. font.
med. german. § 12.

Ces Eaux n'ont rien de ſtiptique au goût, & ne coagulent pas le lait. Elles ne donnent aucune couleur purpurine à la teinture de Tourneſol, & ne troublent, ni ne blanchiſſent celle de noix de galle. L'huile de tartre n'y occaſionne aucun coagulum blanc. Elles fermentent avec les acides, & ne donnent aucune marque d'acidité par le mélange des alcalis. Le ſel que l'évaporation laiſſe ne fait aucunement rougir la teinture de tourneſol, & ne forme pas des bulles, quand on le jette ſur une plaque de fer rougie au feu. Enfin la ſolution d'alun faite dans l'Eau diſtillée, & les Eaux de Saint Martin mélées ſéparément avec pluſieurs ſubſtances préſentent des phénomènes tout-à-fait différens. A quel titre pourroit-on donc régarder ces Eaux comme alumineuſes ? Cette idée eſt d'autant moins juſte, qu'elle eſt incompatible avec les bons effets que produit tous les jours l'uſage de cette Eau minérale, dont le ſuccès bien-loin d'être heureux ne pourroit être que funeſte, ſi elle conténoit de l'alun.

Les Eaux de St. Martin ne dépoſent aucun ſédiment martial, & n'acquièrent aucune couleur noire, purpurine, ou violéte par l'addition de la poudre de noix de galle, & de balauſtres. Leur goût n'a rien de férrugineux. La matiére qui reſte après leur évaporation n'a rien qui ſoit attiré par l'aiman. Elles n'ont donc rien de férrugineux.

Ceux qui les régardent comme chargées de
fel commun ne font pas mieux fondés. Car
1°. Le fel marin pétille fur le feu. Celui
qu'on rétire de ces Eaux ne crépite pas au
feu, & n'a pas le goût du fel marin. 2°. l'Huile
de vitriol mélée avec le réfidu de leur évaporation, & avec fon fel, ne fait ni élever
une fumée blanche, ni répandre aucune odeur
pénétrante. Le contraire arrive lorfqu'on la
méle avec le fel commun.

Si quelque chofe pouvoit donner lieu de
préfumer qu'il y eut du fel marin dans l'Eau
de St. Martin, c'eft la couleur laiteufe qu'elle
acquiert, & le fédiment blanchâtre qui fe pré-
cipite au fonds du vaiffeau lorfqu'on y méle
quelques gouttes de la folution d'argent faite
dans l'Eau forte. C'eft en effet par ce moyen
que nombre de ceux qui fe font attachés à
la récherche de la nature des Eaux minérales
ont cru y appercévoir le fel marin, fondés
fur ce que l'Eau commune elle-même lorfqu'elle eft diftillée, & qu'on y a fait diffoudre un
peu de fel marin acquiert une couleur laiteufe,
& dépofe un fédiment blanc par le mêlange
de la folution d'argent faite dans l'efprit de
nitre. Cette expérience bien-loin d'être affès
démonftrative eft trop trompeufe, & infuffi-
fante pour pouvoir en inférer que l'Eau de
St. Martin eft chargée de fel commun. Car il
peut y avoir, & il y a en effet d'autres fubtan-

ces propres à précipiter l'argent de la même
maniére que le fel marin. Certaines Eaux
communes fans être chargées de fel marin
blanchiffent, & font un précipité de la même
couleur par le mêlange de la folution d'argent;
mais fans chercher des exemples étrangers,
le feul alcali natreux qui abonde dans l'Eau
de St. Martin fuffit pour produire cet effet.

Il ne faut qu'être inftruit des effets que produifent les alcalis, & que connoitre combien
le volatil aërien qui abonde dans les Eaux de
St. Martin peut contribuer avec le fel dont elles
font armées à les faire pénétrer dans les réduits
les plus déliés & les plus éloignés, & à animer
le mouvement & le jeu des parties solides,
pour juger des effets qu'elles peuvent produire,
de l'utilité qu'on peut en attendre dans un
très grand nombre de cas, & de ceux dans
lefquels il convient de s'en abftenir. Les ef-
tomachs lents, paréffeux, & chargés de matiéres glaireufes qui font le produit des mau-
vaifes digeftions & la fource d'une infinité de
maladies, trouvent un fecours éfficace dans la
boiffon de ces Eaux; fur tout s'ils ne donnent aucun figne d'irritation & d'érethifme,
qui ne pourroient qu'augmenter par leur ufage.
Elles font très utiles pour atténuer & diffoudre
les humeurs vifqueuses, pour ouvrir les lym-
phatiques & les débarraffer de la lymphe
épaiffe qui les obftrue, pour chaffer les matiéres

fabloneuses & gravéleufes des reins & de la
véffie; pour diffiper la jauniffe; pour augmenter les fécrétions & les excrétions, quand
elles font interceptées, ou fufpendues plû-
tôt par la lenteur & l'épaiffiffement des humeurs
dans leurs couloirs, que par un réfférrement
fpafmodique des conduits fécrétoires & excré-
toires, & pour délivrer par ce moyen la
maffe du sang des fucs étrangers qui s'y trouvent mélés, & qui fomentent fouvent les maladies chroniques. Les éffets qui viennent
d'être détaillés font affès entrévoir la raifon
qui les a fouvent rendu éfficaces dans un grand
nombre de fiévres intermittentes rébelles, ou
qui récidivoient aifement. Elles font encore
fòrt éfficaces dans les écoulements lymphati-
ques & fereux, qui dépendent du rélâchement
des vaiffeaux, & je les ai fouvent vû réuffir
dans les fleurs blanches, & les gonorrhées an-
cienes qui étoient entrétenues par le rélâchement des folides. La nature du minéral dont
ces Eaux font chargées, & l'attention parti-
culière que j'ai portée à obferver leurs effets
me font ajouter, qu'elles réuffiffent heureufe-
ment dans les maladies produites ou fomentées
par le rélâchement des folides, et l'épaiffiffement des fluides, & dans les tempéramens
pituiteux, gras, et réplets. Elles ne peuvent
au-contraire qu'être nuifibles dans celles qui
font accompagnées de tenfion & d'héretifme

des folides, d'ardeur & d'acreté dans les fluides, dans l'afthme fec & convulfif, pour ceux qui ont une poitrine délicate, qui font fujets à l'émophtifie, & pour les tempéramens fecs & maigres.

Ce qui a été dit au Chapitre huitiéme de la prémiére Claffe fur les précautions à prendre pour conferver les vertus des Eaux minérales qu'on fait tranfporter, quand des circonftances particuliéres ne permettent pas d'aller en faire ufage à la fource, n'a pas moins lieu à l'égard des Eaux de Saint Martin, & de celles dont il fera parlé dans la suite.

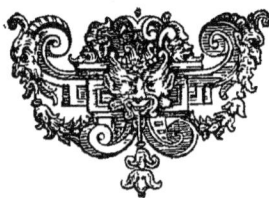